AF299783

DE LA MANIÈRE

D'ÉTUDIER

L'HISTOIRE DE LA CHIRURGIE

LETTRES

A UN JEUNE MÉDECIN

PAR

L. PERRET

MÉDECIN A MAINTENON

Ancien Interne des Hôpitaux de Paris, Élève de l'École pratique
Membre de la Société anatomique, de la Société médicale d'Observation
Lauréat de la Société de Chirurgie, Officier d'Académie, etc., etc.

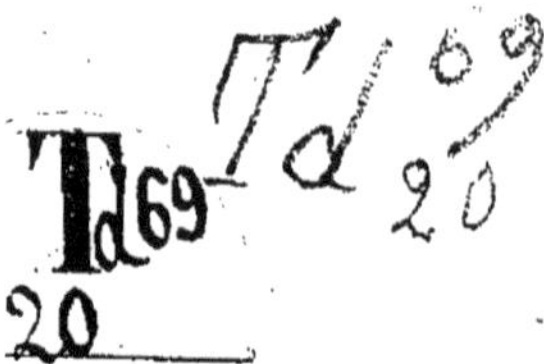

CHARTRES

IMPRIMERIE DURAND FRÈRES, RUE DE L'HOSPICE

—

1875

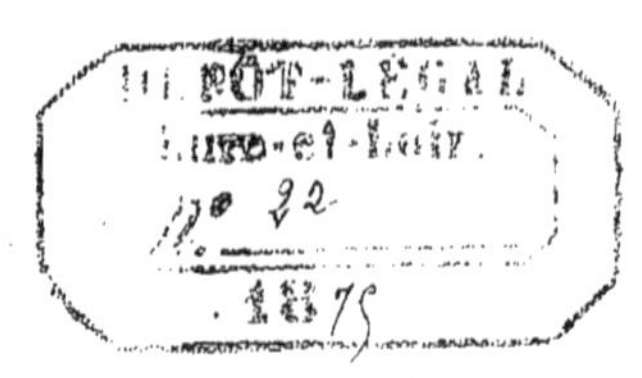

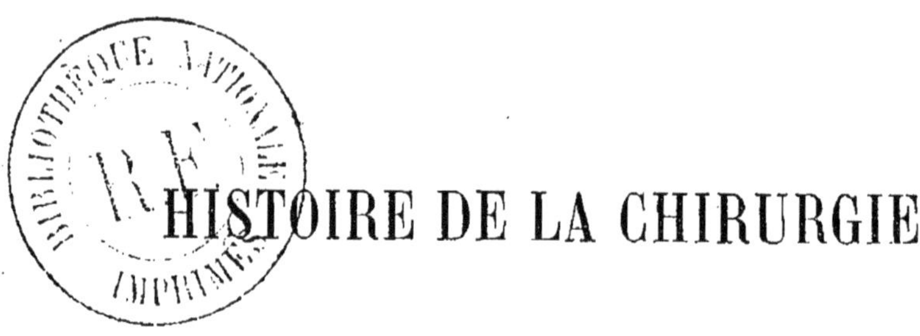

HISTOIRE DE LA CHIRURGIE

Vous me demandez, mon cher ami, de vous tracer une ligne de conduite pour étudier avec quelque profit l'histoire de la chirurgie. — Vous désirez que mes conseils vous aident à vous diriger, avec quelque sûreté, dans le labyrinthe des siècles et surtout des ouvrages que nous ont laissés nos devanciers sur ce grand art de la restauration humaine.

Que puis-je vous répondre ?

Lisez et méditez.

Lisez lentement et beaucoup ; méditez sur vos lectures ; qu'elles soient toujours présentes à votre pensée. — Tâchez de vous les assimiler, d'en exprimer toute la quintessence ; — jalonnez de siècle en siècle les grandes individualités, et rattachez autour d'un nom illustre les satellites plus ou moins brillants qui ont gravité dans son orbite. Vous arriverez ainsi, en segmentant l'histoire, à vous faire une idée générale de cette sorte d'encyclopédie dont le premier feuillet est scellé du nom d'Hippocrate, nom immortel et toujours jeune, nom que tous les médecins du monde invoquent, malheureusement presque toujours sans le connaître.

Puisque vous me demandez conseil, votre désir étant très-arrêté de vous livrer à l'étude des œuvres chirurgicales de nos devanciers, puisque vous voulez que ce soit un vieux praticien qui guide vos premiers pas, je vous avouerai tout d'abord que je suis épouvanté en voyant l'étude immense, inconnue même, que vous avez entreprise, et dans laquelle je vais tâcher de vous diriger de mon mieux.

J'avais compté d'abord vous résumer en quelques lignes l'histoire générale de la chirurgie depuis Hippocrate jusqu'à l'Ecole arabe, puis avec Albucasis arriver très-vite à Ambroise Paré, de là à l'Académie de chirurgie, et vous laisser en compagnie des chirurgiens du commencement du XIXe siècle dont les travaux se sont ressenti des époques tumultueuses où ils vivaient, des révolutions qu'ils on ttraversées, malheureusement, et trop souvent des idées politiques dominantes.

Mais en remontant la série des siècles, tant de noms illustres se présentent à ma mémoire, tant de chirurgiens célèbres ont droit à la résurrection après des milliers d'années d'oubli, que je ne puis résister au désir de vous les faire connaître ; je suis persuadé que vous serez comme moi stupéfait de leur savoir, lorsque vous les aurez lus, et admirateur de leurs doctrines lorsque vous les aurez comprises.

Je ne puis donc vous faire une sèche nomenclature de noms qui, pour la plupart, vous sont, j'en suis sûr, complétement inconnus ; — je ne puis vous rebuter dès le début en vous montrant l'immensité de la tâche et en vous proposant brutalement, comme autant de pierres d'achoppement, pêle-mêle, les ouvrages des

Grecs et des Arabes, des Allemands et des Italiens. Nous diviserons donc notre programme en plusieures parties, nos lettres en plusieurs envois, et lorsque nous nous sentirons fatigués, nous saurons nous reposer sans avoir laissé venir l'ennui du travail, le *tœdium operis*.

Nous allons donc aborder immédiatement la question, et je crois qu'il n'est pas difficile de vous indiquer par qui je commencerais mon travail.

I.

ÉCOLE GRECQUE

J'étudierais d'abord et sérieusement la partie chirurgicale des œuvres hippocratiques qui, condensée dans quelques traités, se trouve en plus grande partie disseminée dans ses opuscules médicaux, surtout pour ce qui a rapport à l'emploi du cautère actuel qui tient une si large place dans son œuvre.

Après Hippocrate viendrait Celse, le Cicéron de la médecine, docte érudit, élégant écrivain, compilateur judicieux, savant modeste qui nous a légué tous les trésors de la science antique.

Puis Galien, la plus brillante individualité de cette lointaine époque.

Ici inclinons-nous.

Si vous saviez, mon ami, tout ce qu'il y a d'attrayant, d'agréable dans la lecture de ces énormes in-folios si dédaignés de nos jours! Explorez avec soin ces mines inépuisables d'observations, suivez pas à pas ces tâtonnements de la chirurgie naissante, ces mille procédés ingénieux d'un art à qui manquent encore toutes les ressources de la mécanique moderne, et vous resterez confondu devant tant de savoir, de talent, de génie.

Jadis, il y a vingt ans de cela, je m'étais mis en tête de raviver l'œuvre chirurgicale du médecin de Pergame, j'aurais voulu faire connaître, apprécier à nos jeunes médecins les sources où ils devraient puiser leurs inspirations. Mais les soucis, les exigences de la vie, ont retardé mon travail et empêché jusqu'à présent de le conduire à bonne fin.

C'était cependant un beau rêve, c'était une belle tâche que celle que je m'étais imposée, car Galien a semé dans ses ouvrages tous les germes de la chirurgie future; il a tracé la route à suivre à ses élèves, à ses successeurs, tout en nous donnant l'état complet de la science médicale de son temps. Or rappelez-vous qu'il vivait 130 ans après Celse, et qu'en 130 ans, lorsqu'il n'y a pas de questions politiques, de personnalités jalouses mises en jeu, un art aussi nécessaire que la chirurgie peut et doit progresser.

Toute cette époque est donc dominée par ce grand nom : Galien. — Son souvenir est si vivace, son influence si manifeste, son génie si absolu que nous mêmes, à deux mille ans de distance, nous opposons à chaque instant son autorité à celle du *père de la médecine*, à Hippocrate.

Vous savez, on répète souvent : Hippocrate dit oui, mais Galien répond non.

Détrompez-vous, rien n'est si menteur que la prétendue sagesse des nations, la forme proverbiale se ressent un peu trop de sa naissance, de la routine populaire qui la consacre, de l'esprit frondeur des ignorants qui s'en servent sans l'approfondir. Galien est un digne émule, un vrai continuateur, j'allais dire admirateur de la science hippocratique.

Je ne puis vous relater ici les affinités et les divergences de ces deux maîtres de l'antiquité. Je ne puis même vous indiquer la trame légère, le fil d'Ariane qui, invisible pour un lecteur superficiel, relie et réunit, malgré leurs contradictions apparentes, les théories de ces deux grands observateurs. Il me faudrait pour cela entrer dans une analyse détaillée que ne comporte pas cette simple lettre. Je me contenterai donc de vous répéter :

Lisez, méditez, et, si vous le pouvez, jugez.

En dehors d'Hippocrate et de Celse, vous n'avez pour l'époque où ils ont vécu rien à demander. Toute la science médicale est absorbée par leurs personnalités, et les autres chefs d'école, s'il y en a eu, n'ont pas laissé assez de traces de leur passage pour que leur nom occupe leurs successeurs. Il en est de même dans tous les temps, vous le verrez plus tard.

Mais avec Galien vous devez revendiquer quelques noms chers à ceux qui veulent étudier, à ceux qui veulent se rappeler qu'à cette époque il y eut des personnalités illustres, des chirurgiens distingués, soit que vous vouliez remonter d'un siècle, soit que vous descendiez le même échelon pour arriver à Oribaze.

Vous pouvez en effet rattacher à Galien : Pline, Scribonius Largus, Aretée, Archigène, Héliodore. Ces deux derniers surtout, dont vous trouverez de précieux fragments dans l'édition de Cocchi de Florence (1754, in-folio) ; puis Serenus Sammonicus (Quintus),

Antylus, que Paul d'Egine appelle « *savant en chirurgie.* »

Je pourrais vous en nommer encore vingt autres de cette époque; mais je ne veux pas vous effrayer en vous citant tous ces noms en *us* plus ou moins faciles à retenir, dont les œuvres condensées, analysées, développées par leurs continuateurs, vont nous mener tout doucement à la nouvelle école. Maître Petit-Jean a dit :

> Qui veut voyager loin, ménage sa monture.

Votre bagage, bien petit encore pour le champ qui vous reste à parcourir, va bientôt devenir assez lourd pour vous imposer un temps d'arrêt quelque peu prolongé.

Reposons-nous donc un peu, et lorsque cette période de la chirurgie naissante vous sera connue, lorsque votre digestion hippocratique et galénique sera faite nous arriverons vers l'an 350 après J.-C.

Nous rencontrons ici un homme avec lequel il faut compter ; — c'est du reste un compatriote de Galien, il est de Pergame, on l'appelle Oribaze.

Il n'entre pas dans mon plan de vous raconter sa vie, ses grandeurs, ses misères. — Je ne vous apprendrai pas ses succès inouis, ses revers inattendus : c'est la destinée commune de tous ceux qui sont trop au-dessus de leur temps. — Je vous dirai seulement ceci : Oribaze fut l'homme le plus érudit de son siècle, il fut le chirurgien et le médecin le plus savant du monde civilisé (ce qu'on ne reconnaît, hélas! bien souvent que longtemps après la mort) ; — ce n'est pas un novateur hardi, ce n'est pas un de ces hommes qui dirigent une génération entière, qui marchent à la tête de la science en lui imprimant une impulsion bonne ou mauvaise ; c'est tout simplement un bénédictin infatigable, un chercheur émérite, un encyclopédiste judicieux. — Il a réuni tout ce que la science avait donné jusqu'à lui : son œuvre, pour les délicats, est un peu lourde :

Rudis indigestaque moles

a dit Ovide en parlant de l'univers à sa création ; mais n'oublions pas que de cette masse informe, de ce chaos est sorti ce monde que nous admirons et dont l'étude est pour nous le plus intéressant comme le plus insondable problème.

Malgré ses longueurs, ses redites, ses obscurités, l'œuvre d'Oribaze n'en est pas moins admirable, immense. Grâce à ses observations, à son infatigable tenacité dans le travail, nous avons récolté, connu, apprécié tout ce que la chirurgie antique nous a légué de grand et de beau jusqu'au jour ou il a cru être assez fort pour mettre la main à son grand ouvrage.

Vous allez peut-être dire que je suis bien admirateur de ce vieux chirurgien si peu connu aujourd'hui ; que dans mon enthousiasme pour l'antiquité j'ai personnifié en un homme toute la chirurgie ancienne ; mais 'n'oubliez pas que cet homme nous a rendu les plus éminents services, que ses procédés souvent débaptisés sont encore suivis aujourd'hui. — Quand vous l'aurez lu, quand vous aurez apprécié ses fines analyses, ses explications ingénieuses, je suis sûr que vous jugerez comme moi que la reconnaissance est bien légitime.

Enfin, pour terminer la période primitive de la

chirurgie, vous méditerez l'excellente traduction que René Briau a faite du 7ᵉ livre de Paul d'Egine.

Bulos al Ægianithi, comme le nomment les Arabes, a suivi le chemin tracé par Oribaze. C'est un compilateur ; mais sous le compilateur on voit à chaque pas percer le praticien, le penseur. Son prédécesseur est souvent diffus, obscur, prolixe : Paul est court, succinct, sec, mais entier et exact dans ses descriptions, clair et facile à comprendre dans son manuel opératoire. Les accouchements et les maladies des femmes furent surtout l'objet de ses études. Vulgariser sa science, la rendre intelligible et accessible au public lui semblait un devoir. Aussi ne crut-il pas déroger en enseignant à quelques respectables matrones les principes de l'obstétrique. Les Arabes reconnaissants lui ont donné le nom de *Alkavabeli*, *obstetricius*, *l'accoucheur*.

Paul est du reste le représentant et la plus sympatique expression de cette belle chirurgie grecque que vous aimerez comme moi, lorsque vous aurez passé quelques instants avec les maîtres, lorsque vous aurez apprécié les ressources infinies que leur donnait le génie, à une époque où tout faisait défaut, livres, instruments, communications.

Par le simple aperçu que je viens de vous donner, vous pourrez juger de tout ce que vous aurez à lire, à méditer, avant d'arriver même à une époque plus rapprochée de notre siècle de lumières. — Aujourd'hui, nous n'aimons guère à chercher dans le passé ; la vapeur et l'électricité nous ont accoutumés à trop de vélocité, pour que nous allions perdre un temps précieux à fouiller dans les archives du passé. Cependant, si vous en croyez votre vieil ami et son expérience, vous ne vous repentirez pas d'un voyage de quelque mille ans en arrière, et, après un repos bien mérité, nous aborderons l'étude d'une nouvelle chirurgie, à laquelle la lecture assidue de Paul d'Egine vous aura déjà préparé.

Paul est, en effet, la transition naturelle d'un millenaire passé à un millenaire à venir. Avec lui, la vieille école disparaît ; la grande race mahométane, qui vient de conquérir l'Ancien-Monde, va changer les allures de la chirurgie, et lui donner une direction toute autre que celle imprimée par Celse et Archigène. Cependant la pression vigoureuse exercée par les fondateurs de la chirurgie rendra les Arabes tributaires de ses doctrines. — On peut abattre et briser les nations, disperser les peuples, anéantir les villes, car on l'a assez dit : « la force prime le droit! » mais la science retrouve toujours ses droits sacrés, imprescriptibles.

La période qui va s'ouvrir, et qu'on désigne sous le nom de *période Arabique,* n'est qu'un bien pâle reflet de la magistrale chirurgie antique. L'école arabe revendique à bon droit des intelligences hors ligne, mais elle n'a produit que des savants et pas un chef de file : Galien et Paul d'Egine font tous les frais de la représentation. Du reste, à toutes les époques de la chirurgie, — je pourrais dire à toutes les époques de la vie humaine où un génie domine les contemporains, où une génération se lève comme un phare éblouissant qui éclaire les ténèbres les plus profondes, succède un calme plat, une période de relâchement qui repose un peu des hauteurs inaccessibles où le talent va parfois s'élever, — le génie ne marche que par sauts et par bonds ; le travail ne saurait le remplacer.

Telle a été la destinée de l'école arabe.

Ce n'est pas que les continuateurs de Paul d'Egine, que ces philosophes ou rhéteurs n'aient beaucoup écrit; ce n'est pas que leurs analyses ne soient consciencieuses, que leurs observations ne soient marquées au bon coin : il ont produit d'énormes in-folios qui parent assez bien ma bibliothèque et que j'ai eu le courage et la patience de feuilleter, de lire même en partie. Il y a peu à apprendre en leur compagnie : une phrase de Paul, de Gallien, et parfois d'Hippocrate, se trouve délayée, commentée, noyée avec une déplorable amplitude.

Parcourez l'immense *canon* d'Avicenne, vous ne serez pas tenté de me taxer d'exagération, et vous serez vite convaincu de ce que je me permets de vous affirmer.

Mais revenons à la chirurgie qui seule doit nous occuper ici.

Rhazès et Avicenne avaient montré dans leurs plantureux écrits que l'hygiéniste, le médecin et le chirurgien peuvent ensemble faire bon ménage, que ces grandes branches de notre science médicale étaient intimement liées les unes aux autres, et formaient seulement par leur réunion un tout complet. Mais elles n'avaient pas encore été assez appréciées, (le sont-elles même aujourd'hui?) — assez séparées pour rendre à chacune ce qui lui appartient en propre. — Albucasis vint alors, et aborda dogmatiquement la question. Il se fit, selon une expression bien connue, *abstracteur de quintessence*, puisant partout, analysant, condensant les matériaux diffus, tirant les perles du fumier, et résumant toute la chirurgie des Arabes dans les trois livres qu'il nous a laissés.

Albucasis est un maître dans toute l'acception du mot.

Le premier livre surtout de son ouvrage dans lequel il a traité de la *cautérisation* est vraiment magnifique. Quand j'eus lu pour la première fois la traduction latine de Gérard de Cremone qui, par hasard, m'était tombée sous la main dans le cabinet de mon *regretté* maître Malgaigne, je fus pris d'un bel amour pour cet Arabe si concis dans ses descriptions, si minutieux dans ses observations, si hardi dans ses procédés. — Malgaigne ayant vu que je mordais à l'hameçon, — et lui-même était enthousiaste de mon chirurgien arabe, — me donna la traduction de Channing que j'ai souvent commentée depuis.

Vous avez, mon ami, un vaste sujet d'études en compagnie d'Albucasis. — Lisez et méditez, vous répéterai-je encore, mais cette fois, lisez lentement. Cependant comme distraction, et il en faut quelquefois, vous pourrez rattacher à ce grand chirurgien ses prédécesseurs Rhazès et Avicenne, ses continuateurs tels que Ben-Abbas et Averrhoes, parcourir leurs œuvres, ne fût-ce que pour vous convaincre que leur bagage chirurgical est d'une extrême légèreté, et que leur réputation a été passablement surfaite.

Albucasis, — vous le reconnaîtrez alors, — est le seul chirurgien vraiment digne de ce nom parmi les Arabes. On sent, en le lisant, que cet homme a pratiqué, qu'il a exercé, que parfois il s'est trouvé dans de terribles alternatives. Son livre, c'est sa vie racontée avec ses succès comme avec ses revers, livre vrai, sincère : Vous n'en rencontrerez pas beaucoup dont vous puissiez dire la même chose, même en notre époque où l'infaillibilité est à l'ordre du jour.

C'est, on peut le dire, sans que notre gloire nationale y perde rien, l'Ambroise Paré de ce temps.

Je n'ai pas à vous apprendre l'histoire et les fluctuations de fortune des sectateurs de Mahomet ; l'art chirurgical, comme du reste toutes les sciences, grandit ou s'amoindrit selon que la fortune est fidèle ou dédaigneuse :

Donec eris felix.....

La vieille Europe, toujours sincère zélatrice du Christ et se sentant menacée dans ses traditions et sa foi, prit un jour le parti de se ruer contre l'*Infidèle,* et les Croisades nous rapportèrent ces précieux trésors de la science que l'invasion des barbares nous avaient ravis.

La médecine cependant n'avait pas tout à fait déserté son foyer primitif. On avait beau se battre et s'entre-tuer pour la plus grande gloire de je ne sais qui, pour la glorification d'un général quelconque, la science chirurgicale, l'art de guérir s'était complu et confiné dans un centre modeste, dans une petite ville d'Italie, bien peu importante aujourd'hui, mais dont tout le monde connaît le nom, dont tout le monde cite les principes, mais trop souvent sans les appliquer : J'ai nommé l'école de Salerne.

La science avait là de dignes représentants : le premier de tous par l'érudition est Constantin l'Africain, travailleur infatigable. Constantin, retiré au Mont-Cassin, traduisit quelques ouvrages arabes, et entre autres un petit traité de chirurgie très-précieux pour le temps.

A son époque déjà, l'école de Salerne faisait son chemin, et Jean de Milan avait composé son livre de médecine en vers latins, dédié à Robert, duc de Normandie.

Vous connaissez, mon ami, ce charmant ouvrage

dont le docteur Marx Meaux nous a donné une si élégante traduction en vers français. Tous les médecins qui aiment leur profession lisent et relisent avec plaisir, je pourrais même dire avec profit les préceptes si simples et si sages de Jean le Milanais.

Il y a pourtant peu de choses à prendre, au point de vue chirurgical dans cette première période de l'école de Salerne. Ne nous décourageons pas cependant, car nous allons bientôt rencontrer une œuvre sérieuse, étudiée : c'est la chirurgie de Roger et de Roland ; ce sont les Commentaires des quatre Maitres, ou le traité sur les maladies des femmes intitulé *Trotula*, en mémoire de la docte sage-femme qui en fut l'instigateur ou l'auteur.

Cette Trotula a mis les érudits, les chercheurs, dans de grands embarras. Singulier titre d'ouvrage en effet que Trotula ! Les uns ont attribué cet opuscule à Eros, affranchi de l'impératrice Julie, les autres à un médecin de Salerne, ce que je crois vrai pour ma part; d'autres, car il faut que chacun donne son avis avec des raisons toujours plus probantes que ses devanciers, à je ne sais plus qui encore. Malgaigne a tranché la question de main de maître, et nous devons nous incliner devant ce critique judicieux, si profondément érudit, qui ne sera jamais peut-être remplacé à l'école.

Quoiqu'il en soit, vous devrez, pour en retirer quelque fruit, prendre l'école de Salerne dans son ensemble. Le butin chirurgical n'est pas très-riche; mais, que voulez-vous, nous sommes en plein moyen âge, et là, tout périclite.

L'école de Salerne ne vécut que « ce que vivent les roses, » mais elle n'en imprima pas moins un mouve-

ment assez énergique pour réveiller la fibre scientifique en Italie, en France, en Espagne, voire même
en Angleterre, par les soins de Jean de Gaddesden
(1314). Nous avons de ce médecin le curieux ouvrage
intitulé : *La Rose anglaise,* que Guy de Chauliac a si
sévèrement condamnée, bien qu'elle ne me paraisse
pas plus extravagante que le traité de Gordon, par
exemple, intitulé : *Le Lys médical!*

C'était la fureur, à cette époque, de décorer nos
traités médico-chirurgicaux de noms de plantes plus
ou moins suaves : rose, lys, violette, que sais-je encore. Les noms changent, les idées restent, nous en
pouvons juger par nos productions actuelles.

Tous les traités de cette époque ont été écrits sous
l'influence arabe, mais sous une influence modifiée,
amoindrie. Jugez alors de la valeur de ces livres qui
ne sont plus qu'un pâle reflet de la vieille et brillante
chirurgie grecque. Du reste tout cela se comprend,
tous ces gens ne sont que des compilateurs, des sco-
liastes, n'ayant jamais ou que fort peu pratiqué ; ils
étaient tous *clercs,* et les ordres des papes leur défen-
daient de pratiquer les opérations ; — ils parlaient de
la chirurgie comme nous, nous causons du nouveau
monde, par ce que nous en avons entendu dire. — La
chirurgie n'existait plus pour les savants ; elle était,
par ordre, reléguée, abandonnée aux mains de vul-
gaires praticiens.

Vous ne vous étonnerez donc pas quand je vous
dirai que c'est à cette époque que nous voyons poindre
les véritables chirurgiens, sous le titre bien modeste,
— aujourd'hui ridicule, — de *barbiers,* d'*inciseurs,* de
chirurgiens herniaires, de *triacleurs.*

Tous les traités chirurgicaux de ce temps se ressemblent; il y a bien peu à glaner dans cette immense collection des arabistes: un seul homme résume la sombre époque du moyen âge: c'est Guy de Chauliac.

Quelle belle et noble intelligence ! Voilà le seul livre qui puisse être lu avec profit; encore faut-il le lire dans la traduction de Laurent Joubert, et non dans celle de Simon Mingelousaux. — Guy de Chauliac vous servira donc de point de repère. Avant lui, vous trouverez Brunus, Henri de Mondoville, Guillaume de Salicet, Lanfranc, que la chirurgie française peut à bon droit revendiquer comme sien.

Puis, quelques années après, vous sentirez encore l'influence de quelques individualités puissantes telles que Bertapalia, Valescon de Tarente, enfin Pierre de Largelata qui termine dignement le cycle arabiste.

Pendant un siècle, ce siècle qui finit l'ère maudite du moyen âge, on en est à se demander si l'intelligence humaine survit à l'effroyable pression des forces dirigeantes. Aucune manifestation ne se produit en chirurgie, bien que nous puissions avec orgueil inscrire dans nos annales les noms de Guainer, de Colot et de Symphorien Champier.

Mais attendez un peu, le feu de Prométhée n'est qu'endormi; le libre arbitre va recouvrer ses droits, et vous verrez bientôt une brillante pléiade de chirurgiens rompre avec le passé, faire table rase de tous les précédents et dire hautement: Nous recommençons la science.

Quel admirable temps sous tous les rapports que ce beau siècle de la Renaissance ! c'est le printemps de l'humanité ; tout se dégourdit, tout se réveille ; — l'impulsion est donnée, elle est irrésistible, il faut marcher, marcher quand même :

Nunc est agendum,
nunc pede libero.....

... Allons pèlerin prends ton bâton, cherche, observe, et reconstruis la science !

A l'Italie, à cette terre privilégiée appartenait l'initiative ; et le siècle de la Renaissance s'ouvre avec Jean de Vigo.

Sa chirurgie est encore toute empreinte des enseignements des arabistes ; cependant il devient plus hardi, il ose donner son opinion personnelle, liberté qu'on n'avait vu se produire jusque-là, depuis trois siècles au moins et plus encore, puisque Galien était le souverain despote. — Le principe philosophique de l'école de Platon régnait encore : on jugeait d'une idée d'après ce qu'en pensait le chef d'école : « Le maître l'a dit ! » était une réponse commode ; et personne ne se fut permis d'affirmer un fait, fut-il aussi évident que les rayons du soleil, s'il n'était pas consigné dans le livre du savant chirurgien. — Qu'y a-t-il d'étonnant, puisque, à cette époque, la terre ne devait pas tourner autour du soleil ?

La *grande* et la *petite chirurgie* de Vigo ont à mes yeux une importance capitale. L'auteur en est encore à la chirurgie des baumes et des onguents, mais on sent qu'il a besoin de s'en débarrasser et qu'un reste de pudeur seul le retient.

Bravo ! la raison marche, bien timide il est vrai, mais elle marche, elle progresse, elle s'affirme !

Autour de ce nom vénéré vous devrez en grouper d'autres bien illustres, et plus remarquables peut-être, par l'influence et la pression qu'ils ont exercées sur leurs contemporains.

Quelle belle école que cette école italienne ! Quels grands noms ! quels grands maîtres ! Tous sont remarquables ! Comptez :

Achillini ; Maggius, dont vous lirez avec fruit les réflexions sur l'amputation des grands membres ; Fracastor, immortalisé par son poëme sur la Syphilis ; Fallope plus anatomiste que chirurgien, mais dont cependant les œuvres chirurgicales peuvent rivaliser avec celles de Vesale son émule ; — Ange de Bologne ; Marianus Sanctus ; Jean des Romains ; Beranger de Carpi ; Vesale, que la Belgique revendique à l'Italie ; puis Fabrice d'Acquapendente, le « *primus inter pares* ».

Méditez, mon cher ami, les productions de ces grands maîtres, je vous assure que leur enseignement vous vaudra les leçons cliniques de certains de nos chirurgiens que vous avez dû apprécier pendant le cours de vos études médicales.

C'est une véritable fièvre scientifique, une *maladie aiguë de la recherche et du savoir* qui se manifeste à cette époque. C'est un entraînement irrésistible qui se trouve favorisé par la plus belle, la plus merveilleuse découverte de l'esprit humain : l'imprimerie est née !

A ce moment solennel tout le vieux monde sentit sa fibre vibrer, la pensée se réveillait plus vive, plus légère, plus travailleuse que jamais et prenait un essor que ne devaient plus entraver les persécutions et la crainte du bûcher. Mais hélas ! combien ce réveil avait-il coûté de sang : Jean Huss, Michel Servet, sont là pour attester qu'il ne faut jamais devancer son siècle, et que, nouveau Saturne, l'humanité dévore ses enfants. Pourtant Dieu a dit à l'homme : marche ! Mais si quelques-uns ont voulu courir, le bûcher en fit justice !

Martyrs héroïques, oubliés, inconnus aujourd'hui, que ne vous devons-nous pas !

La rêveuse Allemagne avait suivi de près l'Italie dans sa voie régénératrice; et l'on fut un jour presque étonné de voir surgir du pays des ballades un bataillon compacte de chirurgiens et de médecins qui peuvent à bon droit revendiquer une large place dans les annales de notre art. Esprit étroit, mais travailleur, l'Allemand sait s'assimiler, sans les nommer toutefois, les travaux des étrangers.— Leurs œuvres, lentement composées, restent comme des monuments de l'époque où ils vivent, comme ces constructions cyclopéennes de la Grèce antique , aussi impérissables que le monde, mais qui nous laissent froids, qui nous frappent d'étonnement par leur audace , mais ne peuvent attirer notre admiration.

Les ouvrages de l'école allemande des xve et xvie siècles sont nombreux : Jean Wier ou Weyer, Conrad, Gesner, Félix Wurtz, Craton, Schenk Jean, sont les représentants les plus autorisés de cette splendide époque; mais le véritable maître est Fabrice de Hilden. — C'est le praticien consommé, le chercheur, le travailleur infatigable. Son œuvre est une mine féconde où plus d'un chirurgien a puisé son illustration. C'est à Fabrice en effet qu'il faut rattacher tout le mouvement chirurgical de l'époque, car il a noblement porté ce nom de Fabrice que son homonyme rendit si connu pendant cinquante ans dans les écoles de Padoue.

La France, elle aussi, sortait de sa torpeur; le génie chirurgical venait la visiter, et deux hommes dont la carrière et les destinées furent bien différentes naissaient presque en même temps : Ambroise Paré, de Laval, et Franco le Provençal, tous deux dignes de marcher de pair, tous deux également doués au point de vue de l'intelligence. — Mais la fortune a favorisé Paré, tandis que Franco est resté l'humble *inciseur*, bien qu'à mon avis il puisse rivaliser avec *le chirurgien des rois*.

Mais il est temps que je m'arrête, cette lettre déjà longue n'a plus de limites si j'entreprends de vous parler aujourd'hui de la chirurgie française. Nous remettrons, si vous le voulez, la suite à quelques jours, car je pense qu'il ne faut jamais fatiguer l'esprit, même par l'énumération de richesses trop nombreuses.

Chartres. — Imprimerie Durand frères.